AF473241

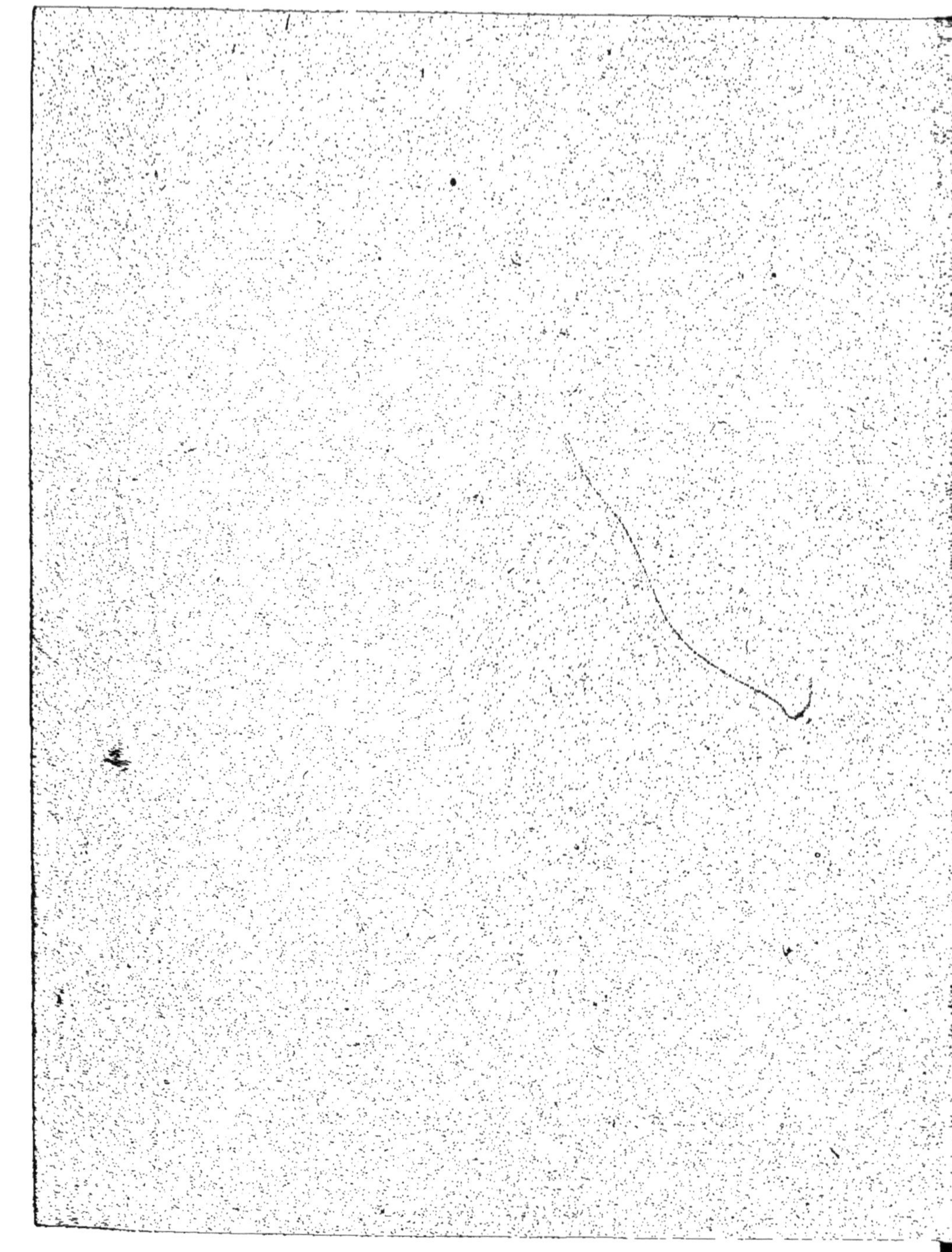

Bibliothèque des

ORGANISATION DU

Des Dossie

Sciences Utiles

CORPS HUMAIN

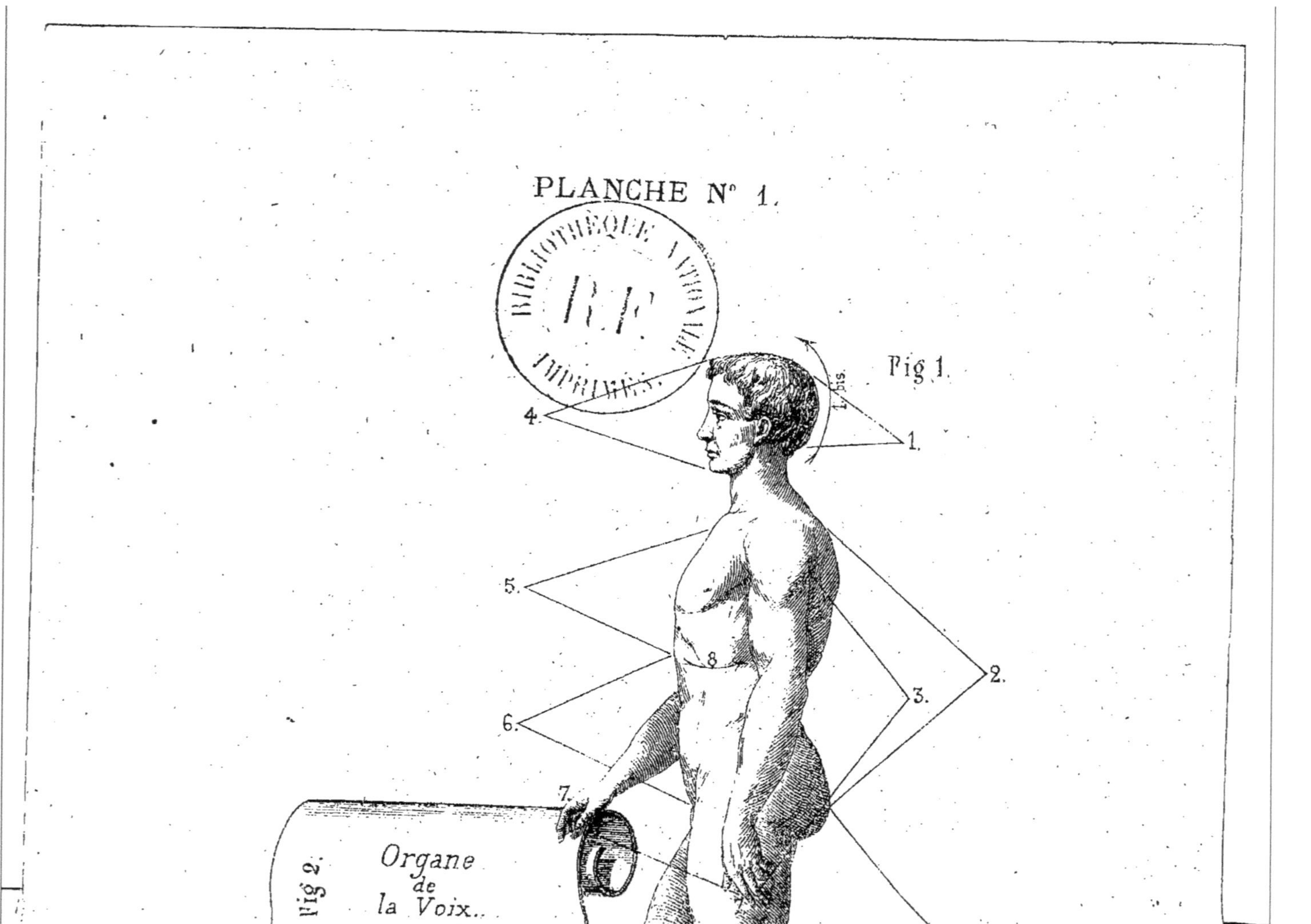
PLANCHE N° 1.
Fig 1.
1.
1. bis.
2.
3.
4.
5.
6.
7.
8
Fig 2.
Organe
de
la Voix..

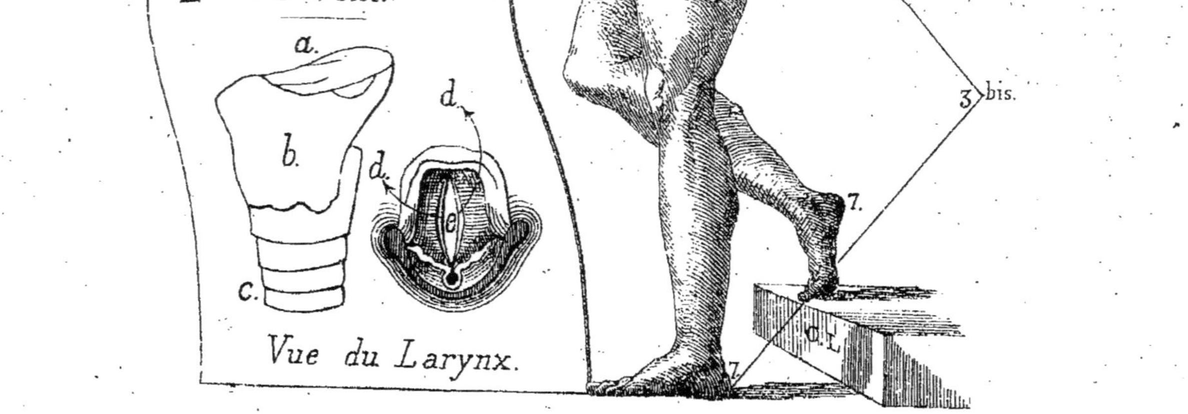

FIG. 1.

Nos 1 et 4 La Tête.
1 *bis* Le Crâne.
2 Le Tronc (2 divisions).
3 Les membres supérieurs.
3 *bis* Les membres inférieurs.
4 La Face.

Nos 5 La Poitrine.
6 Le Ventre.
7 deux Mains et deux Pieds.
8 Le muscle interne Diaphragme, qui sépare la poitrine du ventre.

FIG. 2.

VUE EXTÉRIEURE DU LARYNX

A. L'Epiglotte (couverture mobile du Larynx).

B. Le cartilage Thyroïde (principale pièce du Larynx).

C. Commencement de la Trachée-artère. (Tube conduisant aux poumons).

VUE INTÉRIEURE

D. Cordes vocales (Replis membraneux)

E. La Glotte (Espace vide entre les deux cordes vocales).

PLANCHE N° 2.

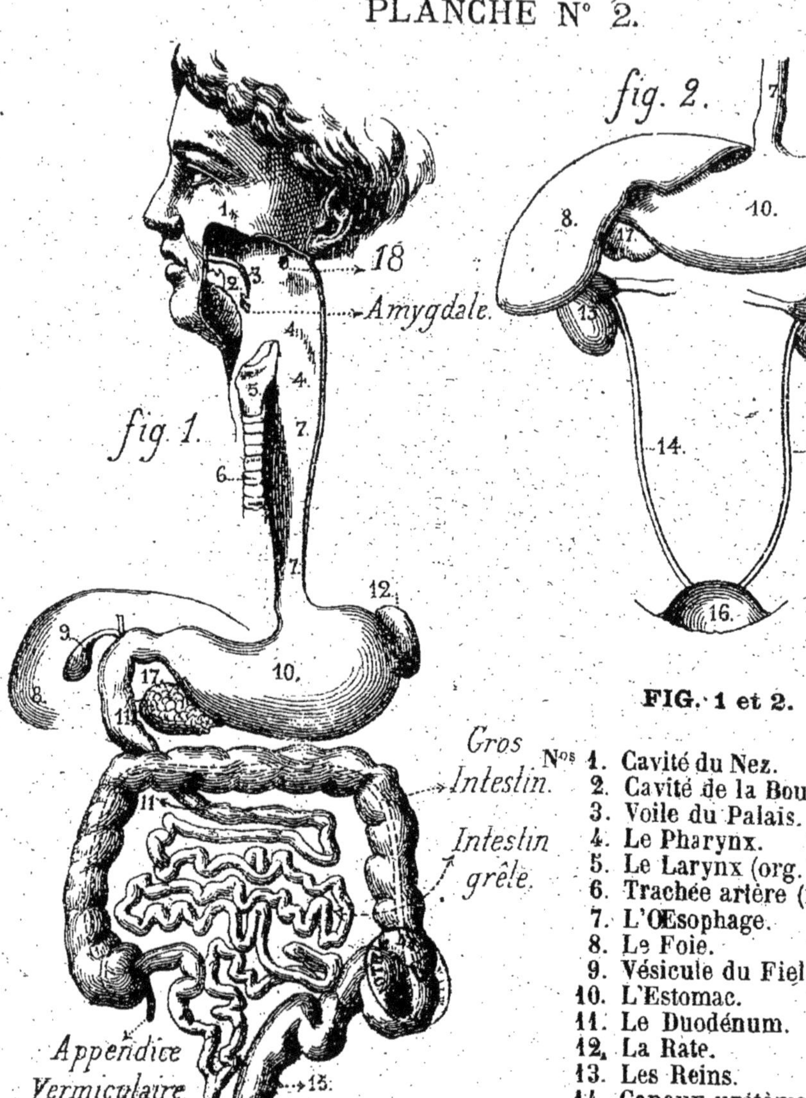

FIG. 1 et 2.

Nos
1. Cavité du Nez.
2. Cavité de la Bouche.
3. Voile du Palais.
4. Le Pharynx.
5. Le Larynx (org. Voix)
6. Trachée artère (id.)
7. L'Œsophage.
8. Le Foie.
9. Vésicule du Fiel.
10. L'Estomac.
11. Le Duodénum.
12. La Rate.
13. Les Reins.
14. Canaux urétères.
15. Le Rectum.
16. La Vessie.
17. Le Pancréas.
18. Trompe d'Eustache.

Digestion et Sécrétion.

PLANCHE N° 3.

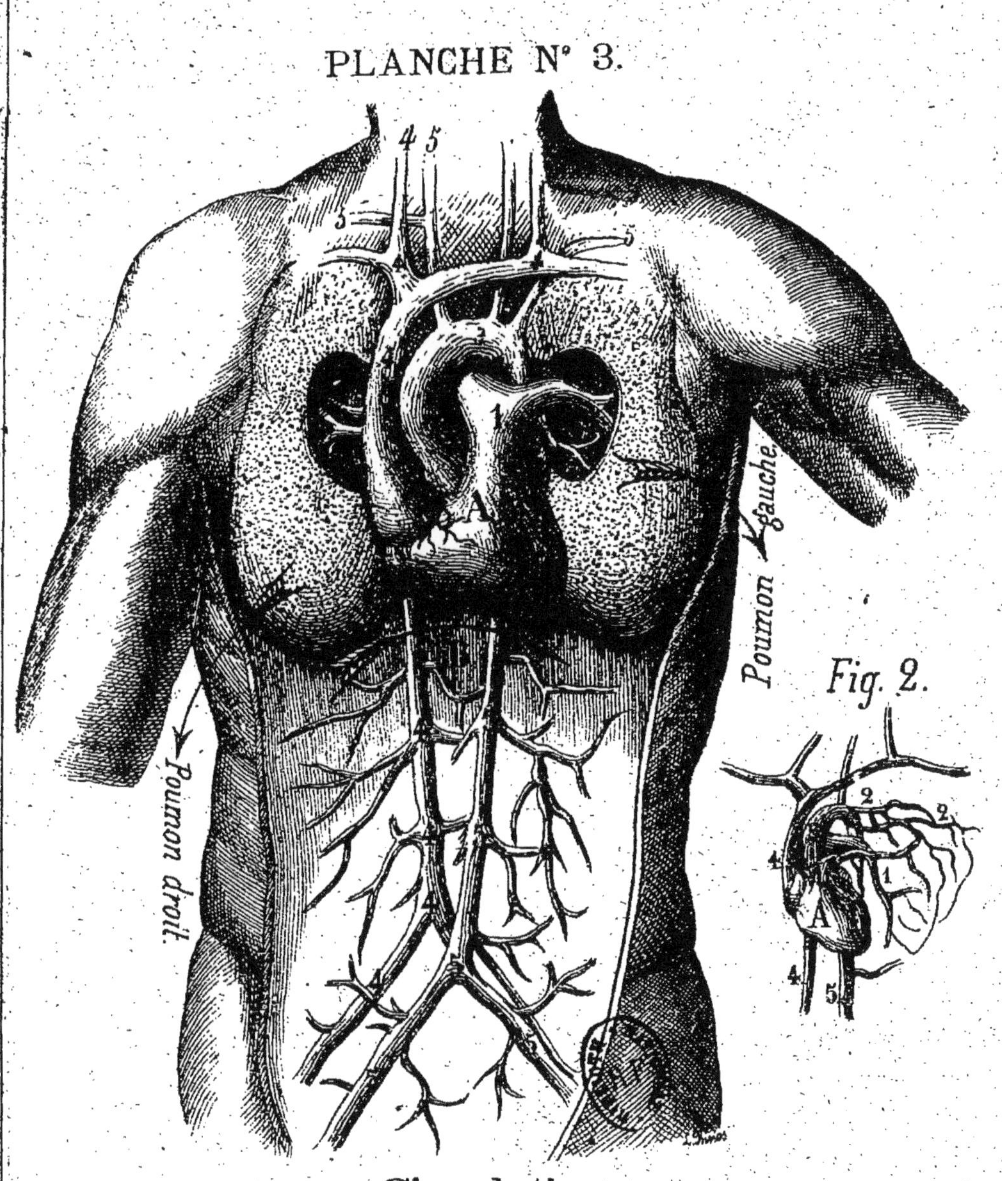

Circulation.

FIGURES 1 et 2.

A. Cœur.
B. Muscle Diaphragme.
N°s 1. Artère pulmonaire.
2. Veines pulmonaires.

N°s 3. Artère Aorte.
4. Veine Cave supérieure.
4. id. inférieure.
5 5. Divisions de l'Aorte.

PLANCHE N° 4.

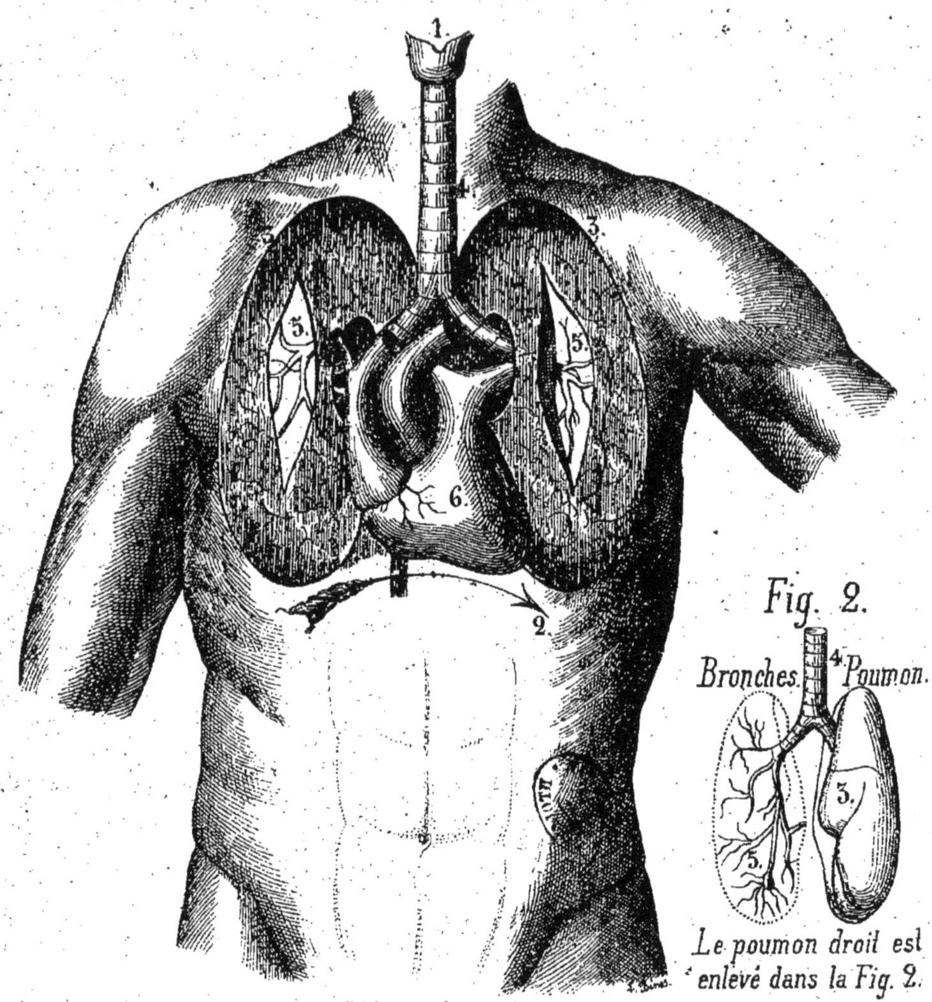

Le poumon droit est enlevé dans la Fig. 2.

Respiration.

FIGURES 1 et 2.

Nos 1. Le Larynx.	Nos 4. La Trachée Artère.
2. Muscle Diaphragme.	5. Les Bronches.
3. Les deux poumons.	6. Le Cœur.

PLANCHE N° 5.

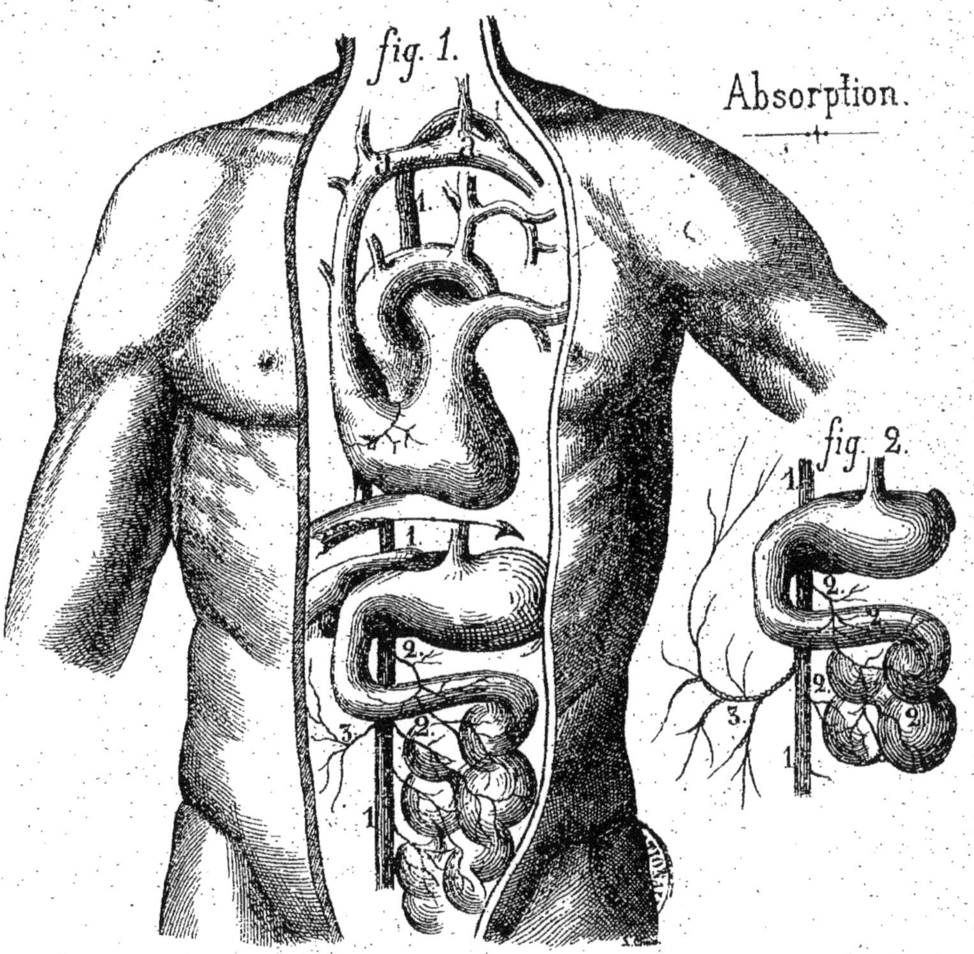

Absorption.

A. A.	Division supérieure de la Veine Cave.
N°s 1 1.	Canal Thoracique (longeant la Colonne vertébrale).
2 2.	Vaisseaux chylifères (nés des Intestins).
3 3.	Vaisseaux lymphatiques.

PLANCHE N° 6.

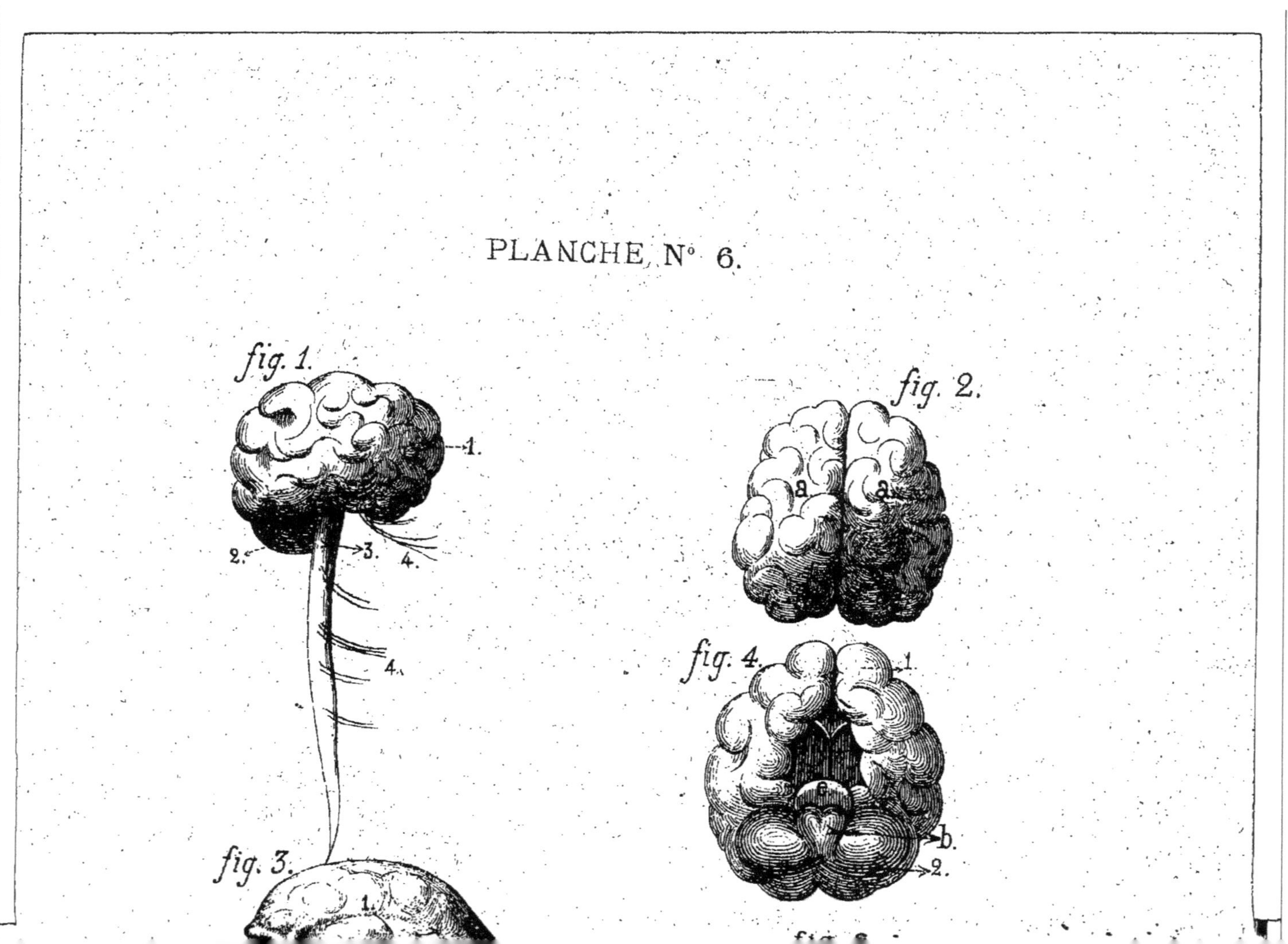

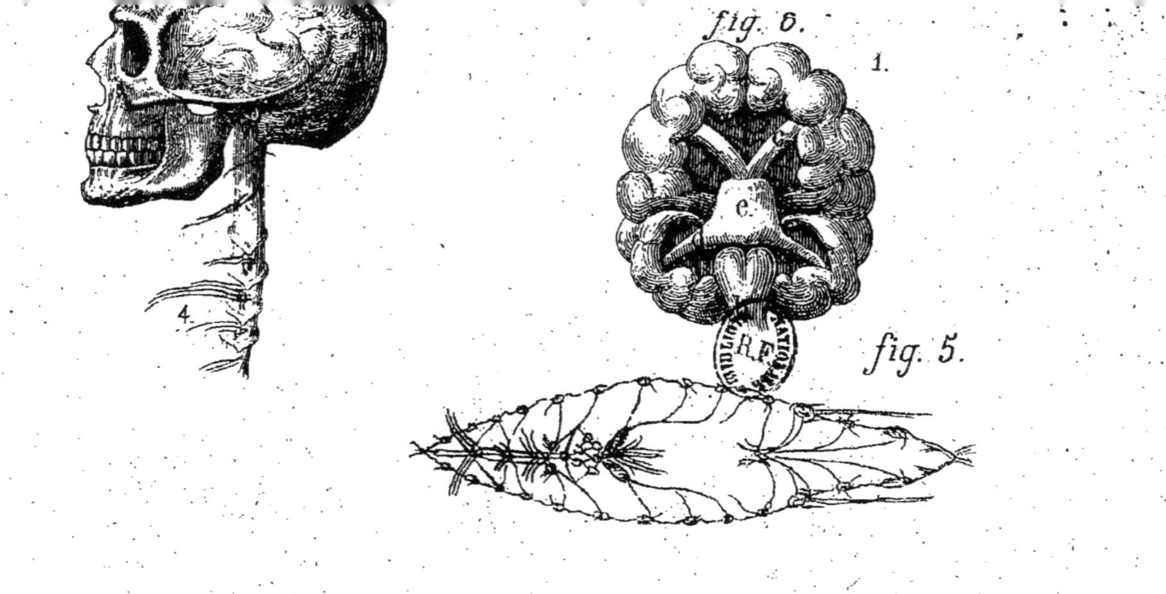

Cerveau, Nerfs, Moelle.

FIG. 1, 2, 3 et 4.

Nos 1. Cerveau.
2. Le Cervelet (offre deux hémisphères).
3. Moelle épinière.
4. Nerfs cerébro-spinaux.

FIG. 2, 4 et 6.

A. A. Sommet du Cerveau. (Vue des deux hémisphères).
B. Commencement de la Moelle épinière.
C. D. Attaches de la Protubérance cérébrale.
E. Protubérance cérébrale.

FIG. 5. — Grands sympathiques et nerfs ganglionnaires.

PLANCHE N° 7.

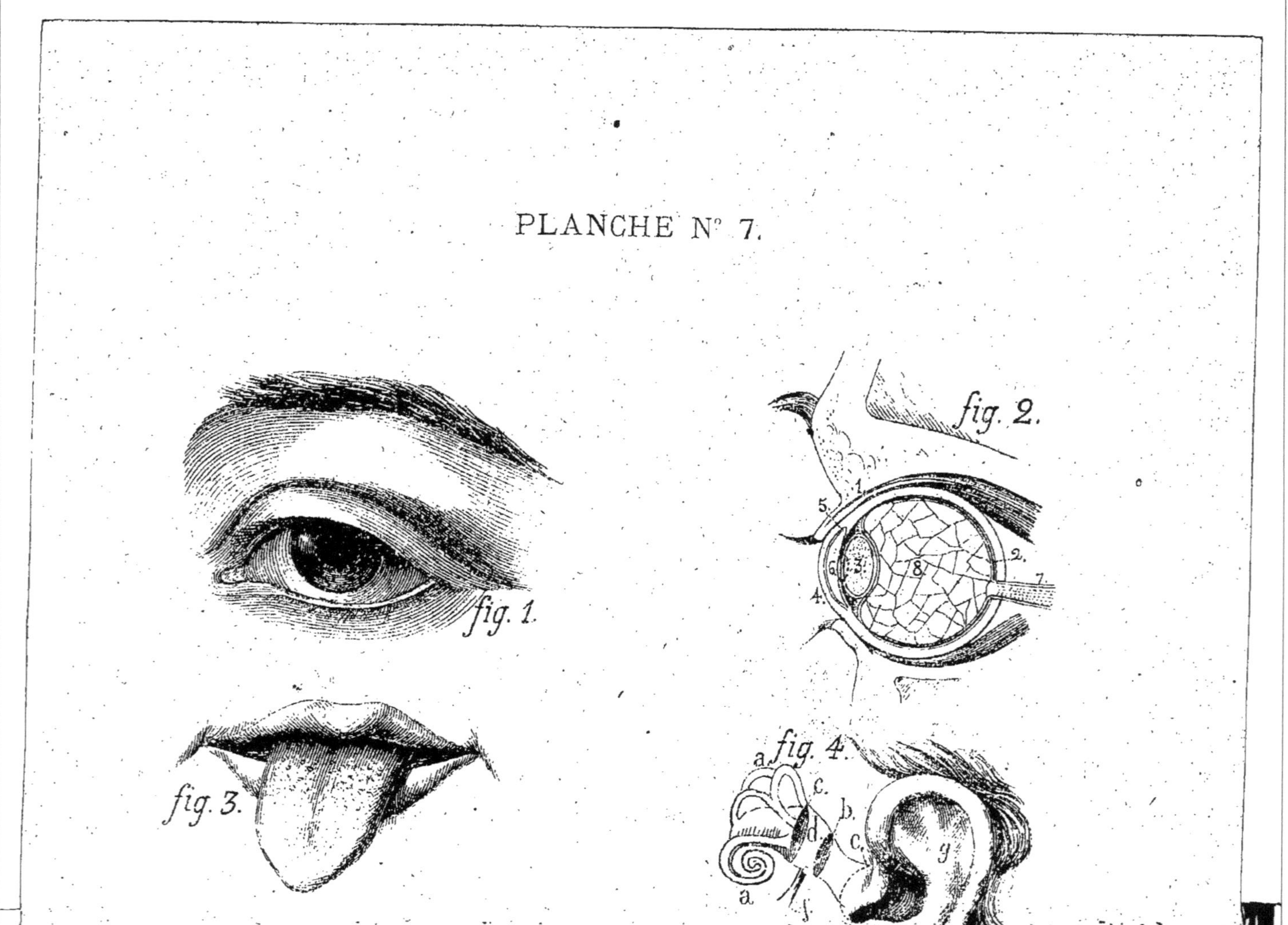

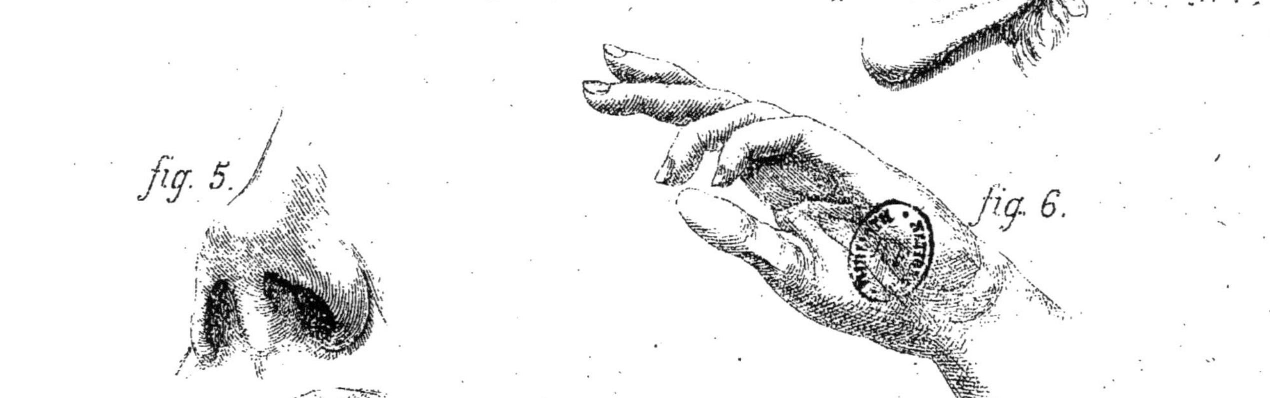

Esthésiologie. — *Les 5 Sens.*

Fig. 1 et 2. — L'ŒIL

Nos 1. Sclérotique.
2. La Rétine.
3. Le Cristallin.
4. La Cornée.
5. Cloison nommée l'Iris.
6. La Prunelle (trou percé au centre de l'Iris).
7. Nerf Optique.
8. Intérieur du globe (contenant le corps vitré).

Fig 4. — L'OREILLE.

A. A. Le Labyrinthe (cavités creusées dans l'os).
B. C. Membranes du Tympan.
D. Caisse du Tympan.
E. Canal auditif.
F. Trompe d'Eustache.
G. Oreille externe ou Pavillon

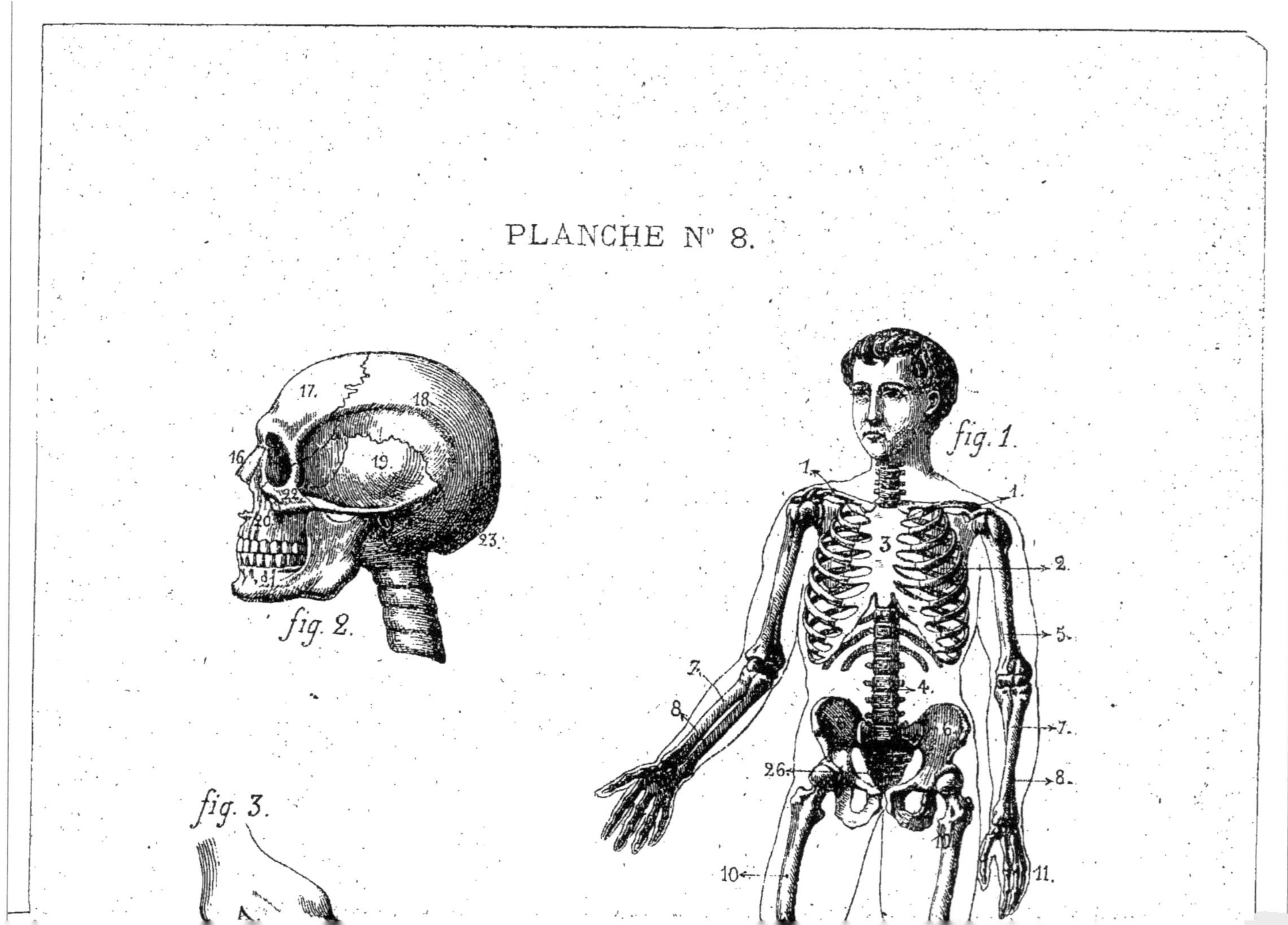
PLANCHE N° 8.
fig. 1.
1.
1.
2.
3
4.
5.
6.
7.
7.
8.
8.
10.
10
11.
26.
fig. 2.
16.
17.
18.
19.
20.
22.
23.
fig. 3.

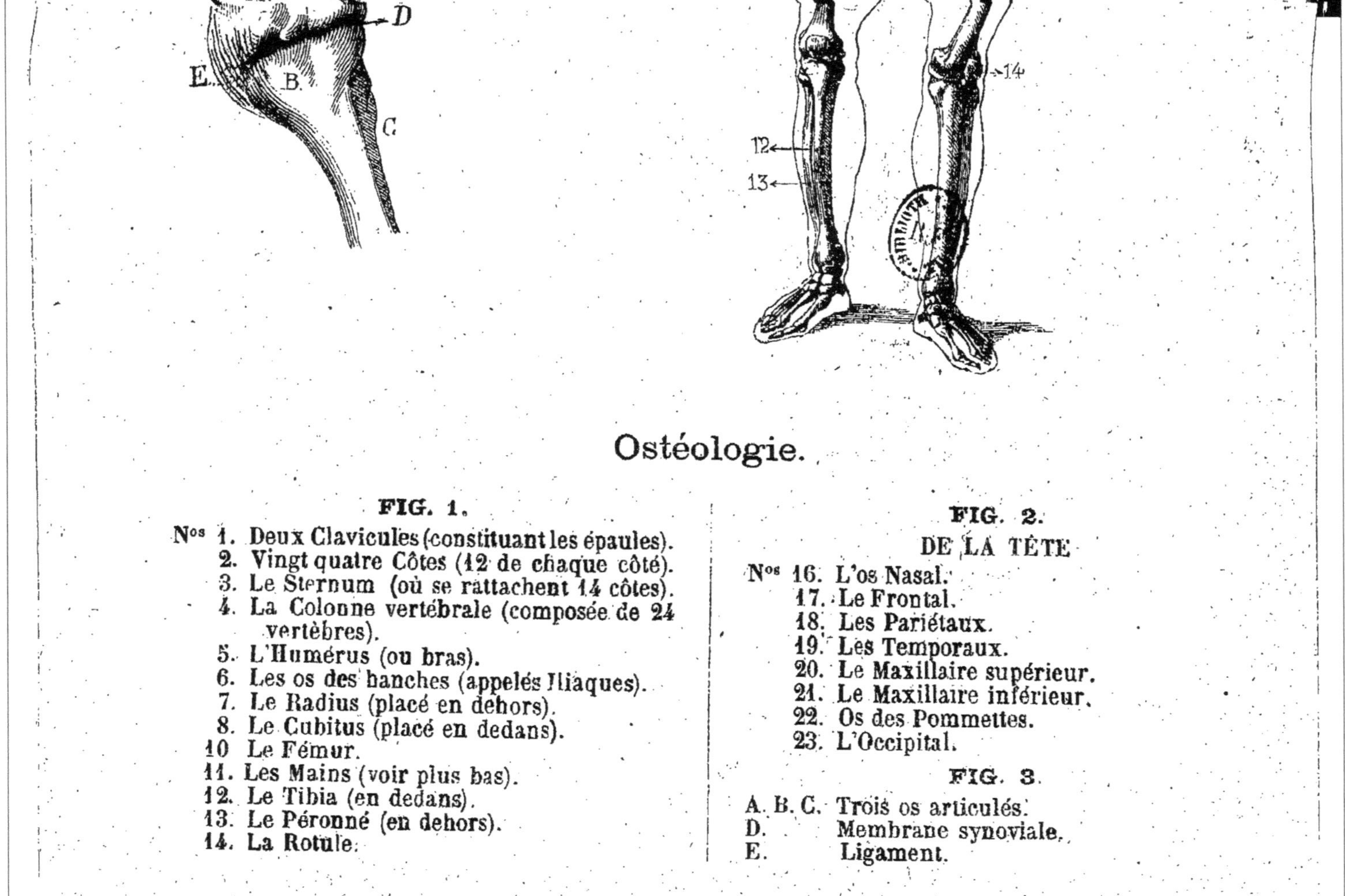

Ostéologie.

FIG. 1.

Nos 1. Deux Clavicules (constituant les épaules).
2. Vingt quatre Côtes (12 de chaque côté).
3. Le Sternum (où se rattachent 14 côtes).
4. La Colonne vertébrale (composée de 24 vertèbres).
5. L'Humérus (ou bras).
6. Les os des hanches (appelés Iliaques).
7. Le Radius (placé en dehors).
8. Le Cubitus (placé en dedans).
10 Le Fémur.
11. Les Mains (voir plus bas).
12. Le Tibia (en dedans).
13. Le Péronné (en dehors).
14. La Rotule.

FIG. 2.

DE LA TÊTE

Nos 16. L'os Nasal.
17. Le Frontal.
18. Les Pariétaux.
19. Les Temporaux.
20. Le Maxillaire supérieur.
21. Le Maxillaire inférieur.
22. Os des Pommettes.
23. L'Occipital.

FIG. 3.

A. B. C. Trois os articulés.
D. Membrane synoviale.
E. Ligament.

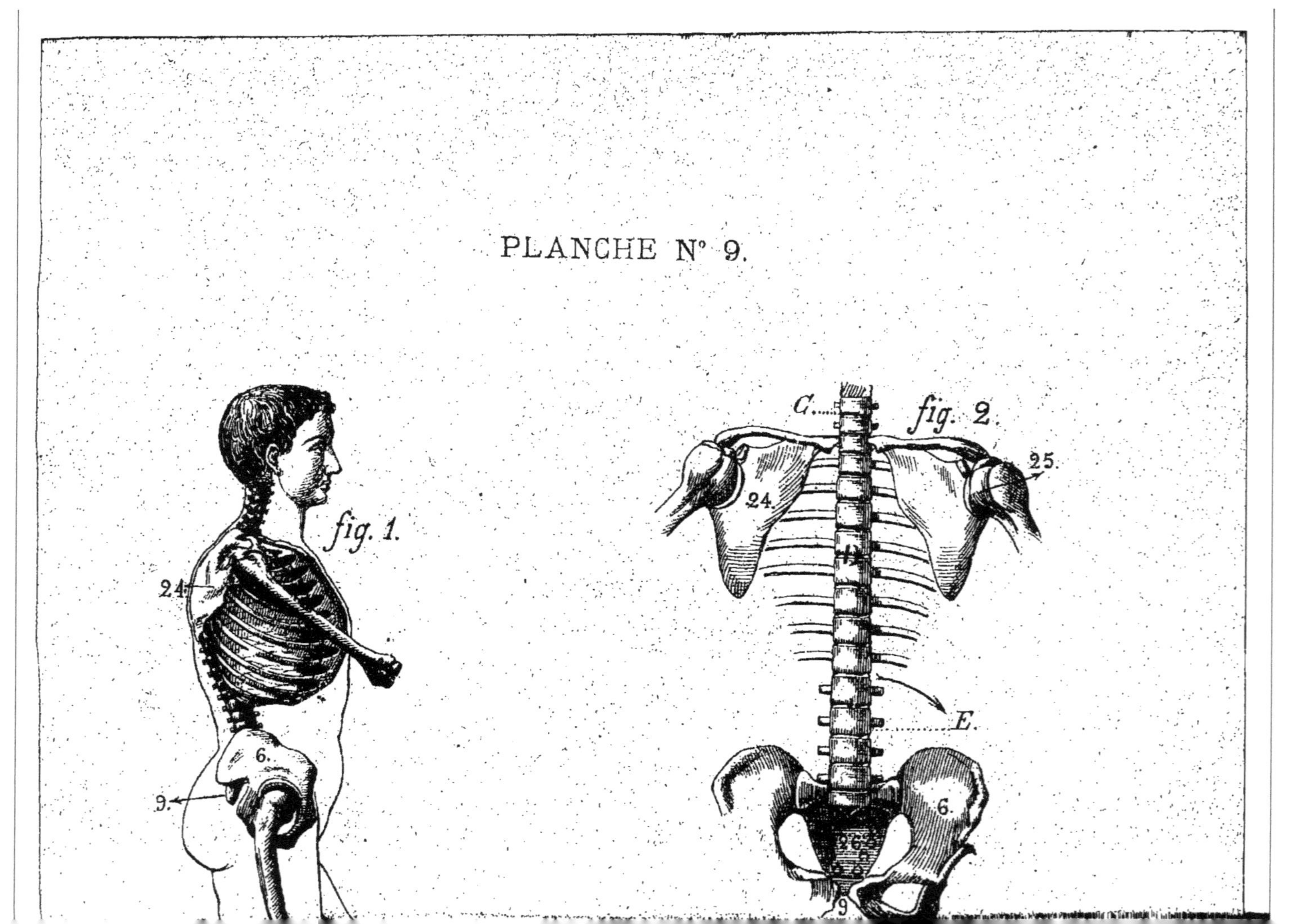
PLANCHE N° 9.
fig. 1.
24
6.
9.
fig. 2.
C.
25.
24.
E.
6.
9

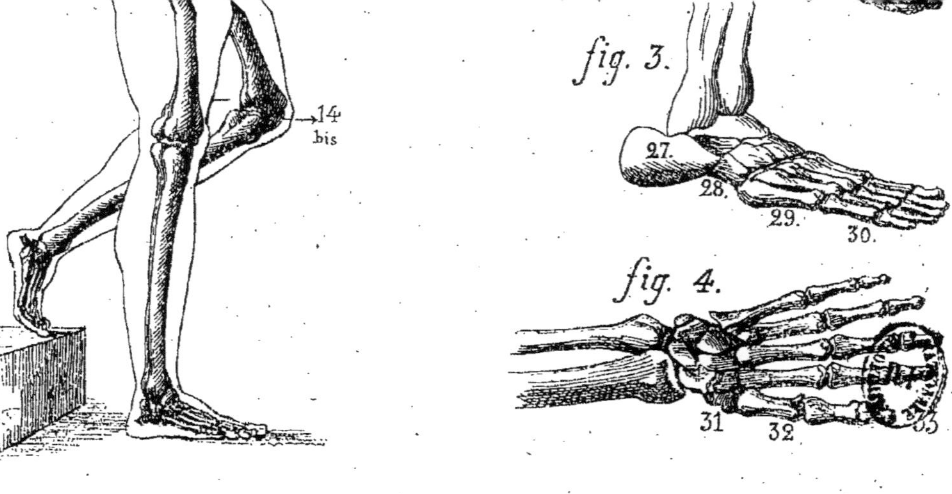

fig. 3.

27. 28. 29. 30.

fig. 4.

31 32 33

Ostéologie.

FIG. 1 et 2.

N°s 6. Os des hanches.
9. Coccyx.
14 *bis.* la Rotule.
24. Omoplates.
25. Articulation de l'Humérus.
26. Le Sacrum.
C. Les 7 vertèbres cervicales.
D. Les 12 vertèbres dorsales.
E. Les 5 vertèbres lombaires.

FIG. 3. — PIEDS

N°s 27. Le Calcanéum.
28. Les Tarses.
29. Métatarses.
30. Doigts.

FIG. 4. — MAINS.

31. Carpes.
32. Métacarpes.
33. Doigts.

PLANCHE N° 10.

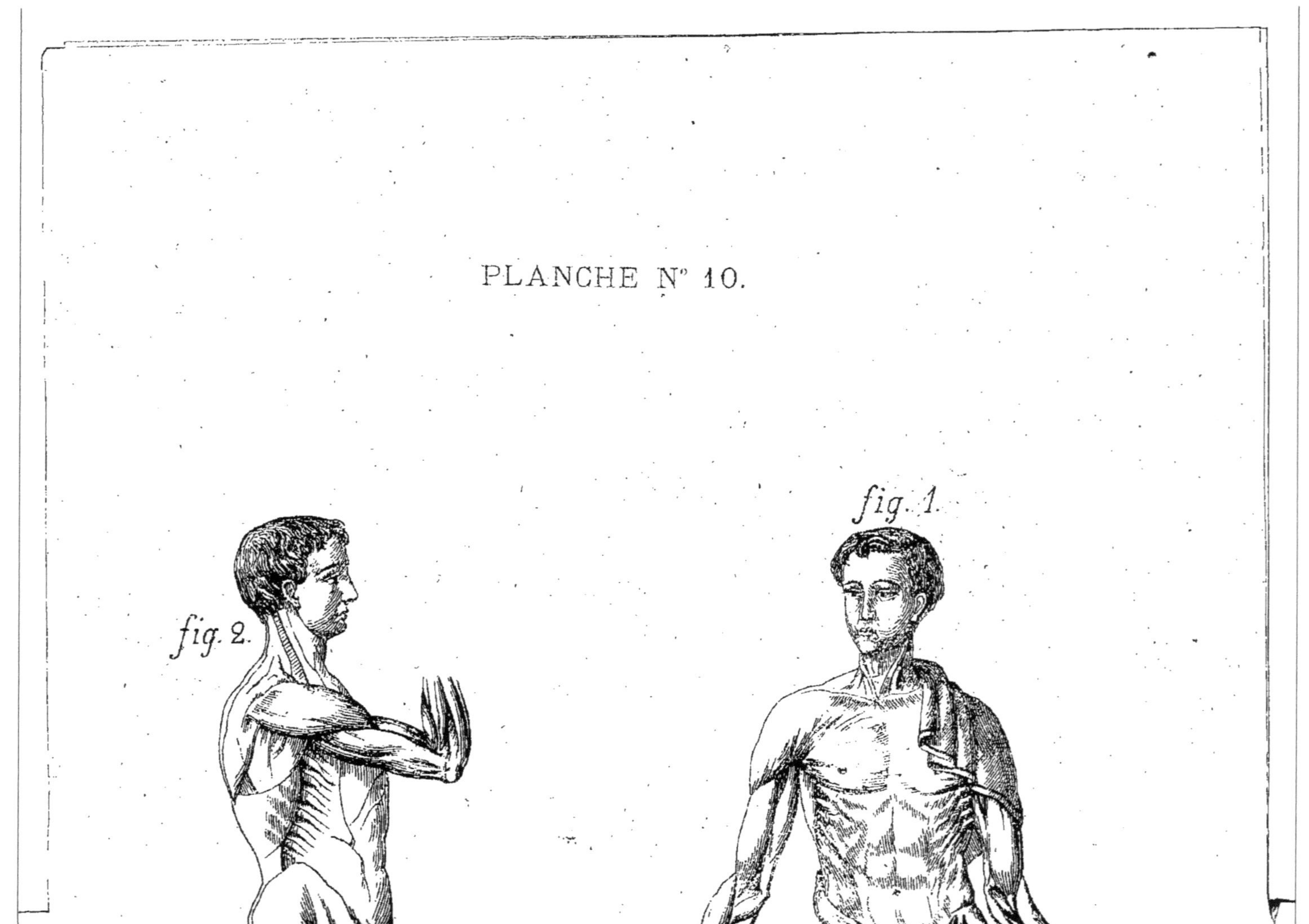

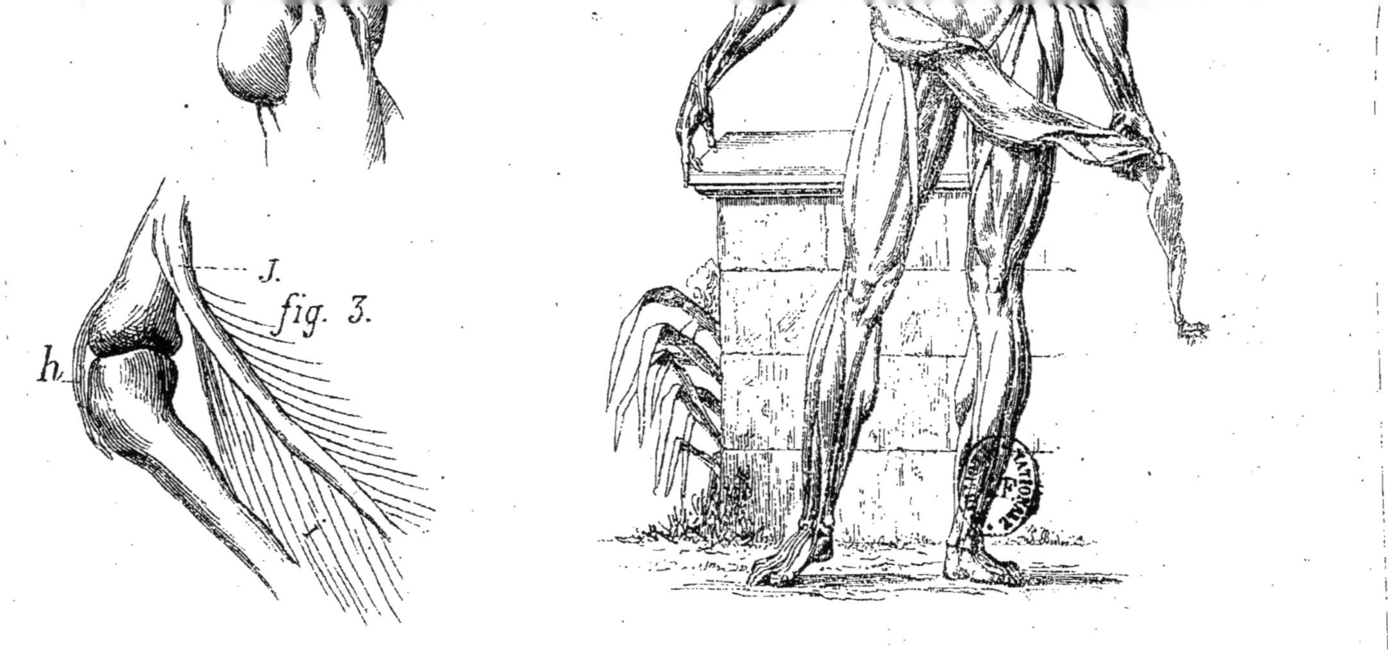

Myologie.

FIG. 3. — I. Aponévrose. — J. Tendon. — H. Ligaments.

www.ingramcontent.com/pod-product-compliance
Ingram Content Group UK Ltd.
Pitfield, Milton Keynes, MK11 3LW, UK
UKHW021123230726
13926UKWH00002B/620